CONTRIBUTION A L'ÉTUDE

DES

MALFORMATIONS CONGÉNITALES DU CŒUR

MALADIE DE ROGER

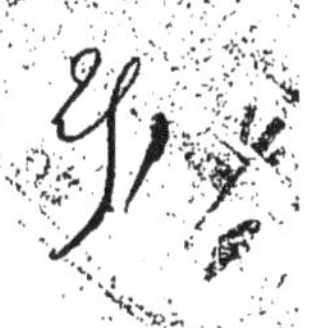

PAR

Le Dr Paul L. REISS, A. M.

Docteur en médecine de Tulane University (Louisiane)

PARIS

G. STEINHEIL, ÉDITEUR

2, RUE CASIMIR-DELAVIGNE, 2

1893

CONTRIBUTION A L'ÉTUDE

DES

MALFORMATIONS CONGÉNITALES DU CŒUR

MALADIE DE ROGER

IMPRIMERIE LEMALE ET Cie HAVRE

CONTRIBUTION A L'ÉTUDE

DES

MALFORMATIONS CONGÉNITALES DU CŒUR

MALADIE DE ROGER

PAR

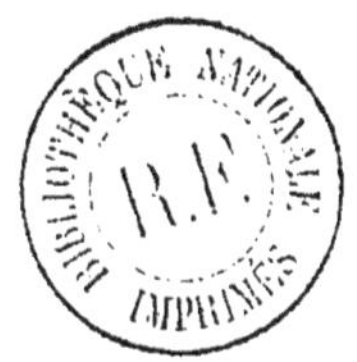

Le Dr Paul L. REISS, A. M.

Docteur en médecine de Tulane University (Louisiane)

PARIS

G. STEINHEIL, ÉDITEUR

2, RUE CASIMIR-DELAVIGNE, 2

1893

CONTRIBUTION A L'ÉTUDE

DES

MALFORMATIONS CONGÉNITALES DU CŒUR
MALADIE DE ROGER

AVANT-PROPOS

Parvenu à la fin de nos études médicales à Paris, nous avons cru qu'il était de notre avantage de prendre pour sujet de thèse une étude qui n'est pas à coup sûr nouvelle, mais dont l'intérêt est toujours considérable ; nous voulons parler des lésions congénitales du cœur.

Ayant été pendant plusieurs années l'auditeur assidu de notre vénéré président de thèse le professeur Potain, notre attention avait été fréquemment attirée par lui sur les questions si délicates qu'entraîne la connaissance des maladies du cœur.

Nous avons notamment, en peu de temps et à plusieurs reprises, eu l'occasion d'examiner dans son service plusieurs malades ou plutôt plusieurs sujets atteints de communication interventriculaire. L'idée nous est venue de joindre ces cas à ceux déjà observés par les auteurs et d'en profiter pour fixer les idées qui règnent actuelle-ment dans la science au sujet de ce type clinique des affections congénitales du cœur.

Nous espérons que malgré la modestie de son allure notre travail pourra rendre quelques services à ceux qui voudraient reprendre dans son ensemble la question de la pathogénie et de l'évolution des affections cardiaques. Ils y trouveront l'indication exacte de ce qui a été fait avant nous, ainsi que l'exposé de quelques faits et de quelques idées qui nous sont personnelles.

Ayant été accueilli dans le service de M. le profes-seur Potain avec l'amabilité la plus grande, nous esti-mons qu'il est ici de notre devoir de l'en remercier ainsi que de l'honneur qu'il nous fait en acceptant la présidence de notre thèse.

Nous remercions également, en l'assurant de nos sympathies, M. le D*r* Vaquez, chef de clinique médicale de la Charité, qui a bien voulu nous faciliter l'entrée du service et nous aider de ses conseils.

Historique.

Si les monstruosités des membres étaient peu con-
nues des anciens, les anomalies congénitales des viscères
l'étaient encore bien moins ; aussi ne doit-on pas s'éton-
ner de ne trouver dans l'antiquité aucun renseignement
sur la perforation de la cloison interventriculaire. Galien
seul semble en avoir entrevu l'existence ; il avait remar-
qué la communication des oreillettes chez les fœtus et la
persistance du trou ovale chez l'adulte ; il en avait con-
clu qu'il existait une disposition analogue pour le ventricule, mais c'était là sans doute une simple vue théorique
qui ne s'appuyait sur aucune observation directe ; il
basait en effet sur la persistance de la communication
interventriculaire une théorie de la circulation.

Le sang qui partait du ventricule droit pour se répan-
dre dans l'économie empruntait au niveau de la perforation des cloisons sa vitalité au sang artériel du cœur
gauche.

Ces idées, considérées longtemps comme un article de
foi, régnèrent pendant tout le moyen âge.

C'est seulement au XVIe siècle que Béranger de Carpi
osa s'élever contre cette opinion, s'insurgea contre l'au-
torité des pères de la médecine et chercha à faire triom-
pher de la théorie, l'observation directe du cadavre hu-
main. Il démontra que l'utérus de la femme n'est point
bifide et prouva en même temps que les deux cœurs ne

communiquent point ; mais ces règles précises et formelles firent oublier les exceptions ; l'on ignora que dans certains cas, rares il est vrai, l'utérus peut être bifide et les deux ventricules réunis.

L'opinion de Béranger prévalut si bien que vainement nous avons cherché dans les deux siècles qui suivirent quelque remarque sur l'état de la cloison interventriculaire.

En 1699, pour la première fois, nous trouvons dans l'histoire de l'Académie royale des sciences, la relation d'une autopsie où l'absence complète du septum interventriculaire est constatée : l'enfant porteur de cette lésion mourut à la naissance. Il n'est fait aucune allusion à l'état des gros vaisseaux.

En 1783, Hunter signalait chez un individu mort de cyanose, une communication interventriculaire associée à un rétrécissement de l'artère pulmonaire et à une persistance du trou de Botal.

En 1808, Tiedemann note un cas semblable.

En 1815, Hein dans son remarquable ouvrage intitulé : « De istis cordis deformationibus quæ sanguinem venosum cum arterioso misceri permuttunt ». (Goettingue, 1816) relève un certain nombre de malformations analogues ; mais ces observations étaient encore extrêmement frustes. Il faut arriver à Louis pour trouver la première mention claire de la maladie qui nous occupe. En 1823, cet auteur publie son ouvrage intitulé : « De la communication anormale des cavités du cœur ». Il réunit et résume les résultats de son expérience personnelle, et conclut en ces termes :

1° La communication a lieu de plusieurs façons, mais le plus souvent au moyen du trou de Botal ou de la cloison des ventricules.

2° Elle est congénitale.

3° Elle existe dans plus de la moitié des cas avec un rétrécissement très marqué de l'artère pulmonaire, lequel date de la naissance.

4° Elle est accompagnée de la dilatation d'une ou plusieurs des cavités du cœur, le plus ordinairement de celle du côté droit avec hypertrophie, ce qui est le contraire de ce que l'on observe, en général, dans les maladies du cœur.

5° L'effet de cette communication est un mélange plus ou moins marqué du sang rouge et du sang noir.

6° Ce mélange a lieu dans tous les cas, à l'entrée du sang dans les cavités communiquantes.

7° Il s'opère encore à la sortie des mêmes cavités quand l'orifice par lequel il s'échappe est plus ou moins rétréci.

8° La coloration bleue est rarement complète, on ne l'observe parfois au visage que dans les dernières semaines de l'existence ; parfois elle ne se manifeste à aucune époque de la vie.

9° On doit l'attribuer, comme dans les cas ordinaires des maladies du cœur, à un obstacle à la circulation du sang dans les veines.

10° La communication des cavités du cœur, le mélange du sang, un passage des cavités droites dans les cavités gauches peuvent avoir lieu longtemps avant que la santé paraisse altérée.

11° Les symptômes assignés à cette communication,

c'est-à-dire la coloration bleue, la lipothymie, la sensibilité au froid et à l'étouffement, ne sont, en quelque sorte, que l'exagération de ceux que l'on observe ordinairement dans l'anévrisme du cœur, et manquent assez souvent.

12° Le seul symptôme capable d'annoncer d'une manière sûre la communication dont il s'agit, est une suffocation qui revient par accès, souvent périodiques et toujours très fréquents, accompagnés ou suivis de lipothymie, avec ou sans coloration bleue de tout le corps et provoqués par les moindres causes.

13° Le mélange du sang noir et du sang rouge, même à un degré considérable, n'est incompatible ni avec une vie prolongée, ni avec le développement des facultés intellectuelles.

14° Il n'a pas d'influence sensible sur la marche des maladies intercurrentes.

Louis arrivait donc, du premier coup, à déterminer, dans ses grandes lignes, l'histoire de la maladie. Aussi de nombreuses observations devaient-elles bientôt venir se grouper autour des siennes. C'est ainsi qu'en 1841, Burguière rapporte dans sa thèse de Paris un cas fort intéressant (communication interventriculaire et rétrécissement aortique).

Une étude de Kelly dans les *Transactions Patholog.* de Londres, achève de fixer le type de la maladie.

Peacock dans son Traité des Malformations of heart (Londres, 1856), établit bien nettement par l'anatomie pathologique, son caractère spécifique, et la sépare des autres lésions congénitales et complexes du cœur.

Rokitansky, enfin, par des études embryologiques saisit son mode de production.

La clinique de la maladie commence à Roger (il est vrai d'ailleurs que Barth en avait pressenti le diagnostic).

Roger, en effet, avait rencontré dans sa clientèle, chez des enfants, des signes physiques très nets et constants de lésion cardiaque ; mais aucun symptôme fonctionnel ne les accompagnait ; il en supposa donc l'origine dans quelque malformation du cœur, sans en avoir de preuves précises ; il imagina qu'il existait un rapport entre les phénomènes d'auscultation et la communication interventriculaire, dont une autopsie récente lui avait révélé l'existence.

En 1879, dans une note lue à l'Académie de médecine, il assignait à cette lésion les symptômes suivants :

1° Bruissement (plutôt que souffle) d'intensité remarquable, siégeant à la partie moyenne du cœur, commençant à la systole et finissant à la diastole ;

2° Frémissement cataire fort étendu, en corrélation directe avec le bruissement ;

3° Il n'y a pas de cyanose.

Dès lors, l'entité pathologique de la communication interventriculaire existe ; il ne reste plus qu'à prouver le rapport de cause à effet entre la lésion et les signes. C'est ce qui fut fait par les observations anglaises que nous aurons à citer dans le cours de ce travail ; par l'observation de Dupré (*Société anatomique*, 1891) qui en France a remis la question à l'ordre du jour et donné une éclatante confirmation aux théories de Roger.

Ainsi l'histoire de la lésion comprend 3 phases :

1° Elle est supposée;

2° Elle est remarquée;

3° Elle est distinguée;

Quant à la maladie, elle est du premier coup connue, mais elle n'est nettement rattachée à la lésion qu'après de longues années.

Embryologie générale du cœur, particulièrement développement de la cloison interventriculaire.

Le cœur paraît dès le 15° ou le 18° jour de la vie fœtale sous forme de deux blastèmes ayant une position symétrique sur les parois latérales du pharynx. Ils sont, d'après Dareste, constitués par une cavité, mais Kölliker en fait des agglomérations cellulaires ; leur marche est confluente et ils finissent par s'adosser ; l'accolement devenu complet le cœur n'est plus formé que d'une seule cavité.

Dans un stade ultérieur on voit la cavité ainsi constituée se bifurquer supérieurement pour donner naissance aux deux aortes primitives.

Le tube cardiaque est alors en rapport par sa portion inférieure avec les veines omphalo-mésentériques ; il s'allonge, mais fixé par ses extrémités, il doit en même temps se modifier dans sa forme : une première incurvation survient ; la convexité en est dirigée en avant à droite et un peu en haut.

L'allongement continue et cette première courbure ne pouvant plus s'accentuer davantage, on voit la partie inférieure du tube s'infléchir légèrement d'abord, puis se replier nettement en arrière à gauche et en bas. Ces modifications ont contribué à donner au tube cardiaque la forme d'un S renversé qui serait tracé sur un plan antéro-postérieur incliné de haut en bas de droite à gauche.

On voit bientôt des constrictions s'y produire : l'une, importante, qui limite l'oreillette et le ventricule et a reçu le nom de canal auriculaire ; l'autre à laquelle Kölliker n'attache que peu d'intérêt et qui sépare le ventricule du bulbe aortique ; elle a reçu le nom de canal de Haller.

Le canal auriculaire se trouve, bien entendu, en bas, puisque les veines omphalo-mésentériques ont accès dans le tube artériel par sa partie inférieure ; et le cœur présente à ce moment la constitution du cœur des premiers vertébrés ; bientôt il se modifie par une série de changements ; l'oreillette, simple à l'origine, le ventricule, le bulbe artériel se séparent de façon à constituer un cœur à 4 cavités en même temps que l'aorte et l'artère pulmonaire.

Mais c'est la formation du septum ventriculaire qui doit surtout nous occuper ici. Si nous considérons dans son ensemble le développement de la cloison interventriculaire, nous voyons qu'elle s'élève de la portion inférieure droite de la cavité ventriculaire, et s'étend de la pointe à la cavité auriculaire. Mais si, avec Cornil, nous voulons entrer plus avant dans le détail de la question, il nous faudra dire que le septum ventriculaire est formé de trois parties, pour ainsi dire, de trois bourgeons. Pour cet auteur, il existe :

1° Un septum antérieur partant de la face antérieure du cœur, la portion antérieure de ce septum émet des prolongements fibreux qui s'étendent autour de l'aorte et de l'artère pulmonaire ; la portion postérieure appartient surtout au ventricule gauche et se prolonge sur l'origine du tronc aortique.

2° Un septum moyen membraneux et mince.

3° Un septum postérieur qui forme une cloison musculaire très épaisse en arrière, s'amincissant en avant pour se continuer avec la portion membraneuse.

Pour M. le professeur Cornil, ce serait l'absence du septum moyen ou du septum antérieur qui constituerait la lésion de la cloison.

Tel ne semble pas être l'avis de Newman, d'après lequel la malformation serait le résultat d'une union incomplète des bourgeons.

Quoi qu'il en soit, la séparation des ventricules doit être achevée à la 7e semaine ; il en résulte donc que, si la lésion est produite par un arrêt de développement, la perturbation de la vie fœtale devra avoir lieu avant cette époque ; il en serait de même s'il s'agissait d'une endocardite qui eût empêché seulement la formation du septum membraneux ; mais la question serait tout autre, s'il s'agissait d'une endocardite, dont la marche identique à celle que l'on observe chez l'adulte, viendrait, chez le fœtus, détruire la cloison déjà formée.

« L'absence de tout le septum ou de sa portion postérieure semble, dit Cornil, incompatible avec la vie » ; cependant, il nous a été possible de recueillir quelques exemples de cette étrange malformation ; nous avons vu plusieurs fois l'enfant vivre jusqu'à trois ans avec ce cœur de batracien. Cette anomalie s'accompagne, dit Cornil, de transposition des gros troncs et même des viscères. En effet, il en est souvent ainsi ; mais ce genre d'anomalies accompagne-t-il seulement l'absence totale de la cloison interventriculaire ?

Non, et nous espérons pouvoir établir que dans la maladie de Roger, où la portion membraneuse vient seule à manquer, il est toujours possible de rencontrer quelque vice de conformation. Si deux seulement de nos observations en font mention (hyperlobulation du foie, doublement des incisives), ne devons-nous pas l'attribuer à l'insuffisance des recherches anatomo-pathologiques.

D'autres anomalies cardiaques se surajoutent souvent à la maladie de Roger ; c'est ainsi que l'on voit l'aorte naître des deux cœurs ; le rétrécissement en masse de l'artère pulmonaire, et la persistance du canal artériel ont été observés également. Mais quand ces anomalies existent, elles donnent lieu à des symptômes tellement graves qu'elles doivent au point de vue clinique effacer la maladie de Roger ; aussi bien elles constituent avec cette lésion un complexus pathologique qui possède une véritable autonomie. C'est ainsi qu'il existe une maladie assez fréquente et bien connue, constituée par la communication interventriculaire, le déplacement de l'aorte vers la droite et le rétrécissement de l'artère pulmonaire (FALLOT, *Marseille médical*, 1888).

Du bulbe artériel se forment l'aorte et l'artère pulmonaire ; il est divisé en deux parties par un septum qui naît à *peu près en même temps que le septum ventriculaire ;* il consiste en deux cloisons latérales qui divisent le bulbe en deux portions distinctes ; la première communiquant avec le ventricule droit, la seconde avec le gauche.

Le septum bulbaire commence à la partie distale et s'avance vers le ventricule, de telle sorte que la cloison et le septum ventriculaire marchent à la rencontre l'un de l'autre et normalement se soudent pour ne faire qu'une seule cloison ; le septum bulbaire ne se forme pas directement d'avant en arrière, mais bien en spirale. Les rapports de l'aorte avec l'artère pulmonaire sont le résultat de cette étrange disposition ; il est donc évident et c'est ce que Rokitansky a eu la gloire de mettre en lumière, que toute perturbation dans le développement aura pour effet de modifier les rapports qu'affectent entre eux les vaisseaux ; de même que ceux qu'ils contractent avec les ventricules.

On peut ainsi concevoir que si le cloisonnement se fait d'avant en arrière et sans spirale, il y aura transposition des troncs artériels ; l'aorte naîtra du ventricule droit et l'artère pulmonaire du ventricule gauche.

La cloison interauriculaire se forme au moment où s'achève la cloison interventriculaire ; elle naît de la paroi antérieure et marche d'avant en arrière vers le sinus veineux, mais n'est pas complète pendant la vie fœtale. Il reste une communication entre les oreillettes ; elle s'oblitère par deux valvules qui s'opposent au reflux du sang de gauche à droite chez le fœtus. Après la naissance ce foramen ovale ne tarde pas lui-même à se fermer, mais le plus souvent chez l'adulte, il reste une étroite fente, par laquelle on peut faire pénétrer un stylet d'une oreillette dans l'autre.

Si l'on considère le temps qui s'écoule entre l'achèvement de la cloison interventriculaire et celui de la cloison interauriculaire, on voit aisément qu'il ne peut exister aucune relation entre ces deux processus ; l'achèvement du septum ventriculaire se fait à la 7ᵉ semaine de la vie intra-utérine ; l'oblitération du trou de Botal, après la naissance.

Il en est tout autrement des rapports de la cloison interventriculaire avec celle du bulbe, elles se développent par un processus synchronique : si quelque cause dystrophique agit sur l'une, elle pourra, sans que cela soit nécessaire, réagir sur l'autre.

Il nous a semblé important d'entrer dans ces considérations pour bien montrer le rapport qui existe entre la lésion de la cloison interventriculaire et la lésion des gros vaisseaux, afin d'expliquer pourquoi la lésion du septum interventriculaire n'a jamais d'action sur le développement de la cloison interauriculaire ; cette étude est la préface naturelle à l'anatomie pathologique de la maladie de Roger.

DESCRIPTION DE LA PORTION MEMBRANEUSE DE LA CLOISON INTERVENTRICULAIRE. — SIÈGE DE LA LÉSION.

Lorsqu'on examine le cœur après avoir sectionné les oreillettes au ras des ventricules, on observe deux ouvertures postérieures : les orifices auriculoventriculaires. Entre les deux orifices précédents et directement en rapport avec l'orifice auriculoventriculaire gauche, on voit celui de l'aorte ; enfin, en avant, et légèrement à gauche, se trouve celui de l'artère pulmonaire.

L'orifice de l'aorte est en rapport avec l'orifice mitral sur un quart ou un tiers de son étendue ; c'est de là que naît la lame droite et antérieure de la valvule mitrale, qui va ainsi diviser le ventricule en un compartiment mitral et un autre aortique. En ce point précis toute lésion endocarditique produira à la fois une lésion d'orifice mitral et d'orifice aortique. C'est en effet sur cette valve que viennent s'insérer la valvulve sigmoïde gauche et antérieure, ainsi qu'une partie de la valvule gauche et postérieure, tandis que la droite vient s'appuyer sur la cloison qui donne ainsi insertion à une partie de la gauche postérieure.

L'aorte naît à peu près verticalement du ventricule.

Il en est tout autrement de l'artère pulmonaire ; elle sort du ventricule avec une direction de gauche à droite extrêmement marquée, et se dirige légèrement de haut en bas ; de telle sorte que le vaisseau se trouve situé en avant et à gauche de l'anneau aortique, dont il est distant de 10 à 12 millimètres, et séparé de l'orifice tricuspide par l'appendice conoïde du ventricule droit.

C'est dans l'espace angulaire situé entre la sigmoïde droite et la postérieure gauche, que se rencontre un petit espace membraneux et transparent, au travers duquel on aperçoit la lumière, aussi bien que les dessins de la pulpe du doigt appliqué de l'autre côté (Hauschka).

Cet espace *sous-aortique* constitue donc la partie la plus élevée et pour ainsi dire le complément de la cloison interventriculaire.

Dans le ventricule droit, cet espace correspond à la base de la valvule tricuspide et même à l'infundibulum ; l'espace membraneux sous-aortique n'occupe pas toujours cette position, assez souvent il correspond seulement à la portion adhérente d'une des deux valvules sig-

moïdes droites ou postérieures gauches. Entre le bord
fixe interne de la valvule mitrale aortique postérieure

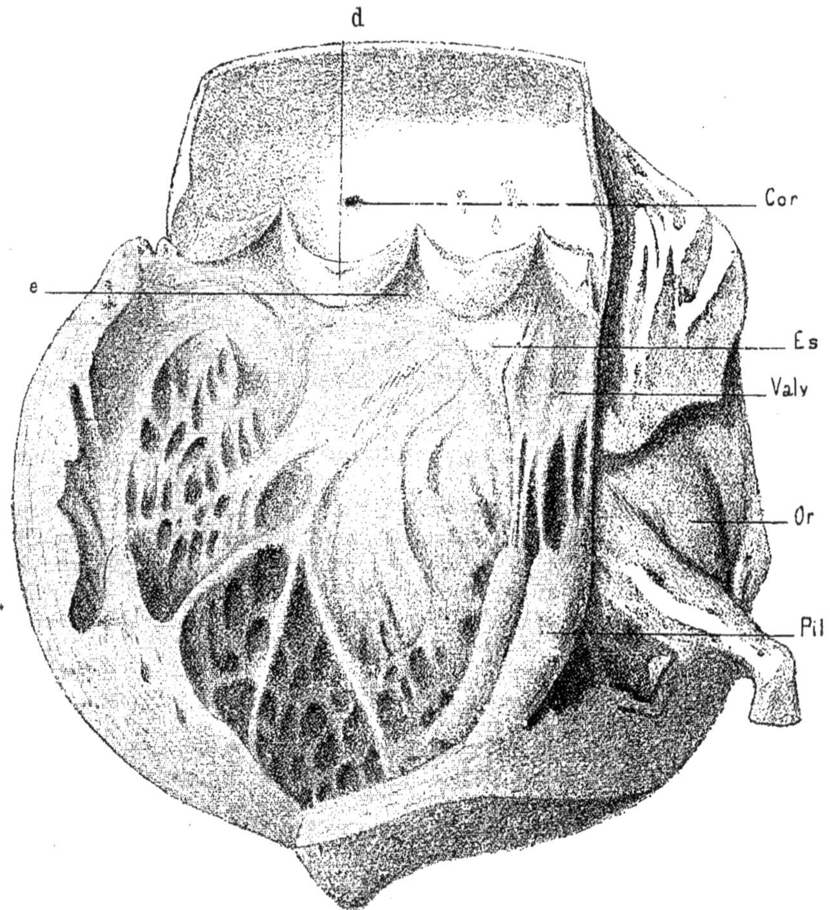

Cor, coronaire. — *d*, valvule aortique postérieure droite. — *e*, espace sous-
aortique. — *Es*, espace mitral. — *Valv*, valvule mitrale gauche. — *Or*, oreillette ouverte. — *Pil*, pilier de premier ordre.

gauche, se trouve un autre espace membraneux, l'*espace
mitral.*

Généralement les deux espaces que nous venons de signaler sont réunis, mais il arrive fréquemment qu'ils existent séparément, ou bien que l'un existe à l'exclusion de l'autre.

Le premier ou sous-aortique est de forme variable ; généralement triangulaire, à base située en bas et à sommet supérieur ; quelquefois il est ovale à plus grand diamètre transversal ; on le trouve aussi arrondi ou en forme de parallélogramme ; mais l'aspect triangulaire semble être le plus fréquent.

« Les dimensions de l'espace membraneux sous-aortique, dit Alviraga, sont variables, mais on peut établir comme règle, que lorsqu'il n'est pas circulaire, son étendue transversale l'emporte sur son étendue verticale ; dans le nombre considérable de cœurs où nous avons mesuré cet espace et noté sa forme avec soin, le diamètre vertical varie entre 2 et 3 millimètres et le diamètre transversal entre 4 et 5 millimètres. »

Quant à l'espace membraneux mitral, sa forme est à peu près celle du précédent, mais il semble en être la continuation. On peut le comparer à un ellipsoïde qui atteint souvent 6 millimètres sur 2.

L'espace membraneux est constitué dans son ensemble en apparence par l'adossement de l'endocarde des deux ventricules du cœur ; en réalité, l'examen histologique nous démontre qu'entre les deux feuillets du revêtement vient s'interposer une membrane fibreuse qui semble être le produit du 2ᵉ bourgeon de Cornil ; des fibres musculaires viennent d'ailleurs s'insérer à son pourtour ; selon Albini, cette disposition se retrouverait chez tous les mammifères, à l'exception du cheval ; tandis que chez le bœuf et les autres quadrupèdes, le septum membraneux prendrait d'abord un aspect cartilagineux pour passer ensuite à une ossification à peu près complète et devenir ainsi l'os du cœur.

C'est au professeur Alviraga, de Lisbonne, que revient le mérite d'avoir le premier signalé cette disposition de la cloison interventriculaire.

Hauschka lui dispute à tort, semble-t-il, la priorité de cette découverte. L'éminent anatomiste portugais s'était efforcé de démontrer que cette cloison membraneuse constituait au point de vue embryologique un point d'élection des malformations cardiaques, de même que chez l'adulte elle était un *locus minoris resistentiæ*.

« Si l'ouverture ou la perforation, dit-il, a son siège à la partie inférieure de cet espace, la communication entre les deux ventricules se trouve établie ; si elle existe à la partie supérieure de cet espace la communication se fait entre le ventricule gauche et l'oreillette droite ; si la perforation occupe tout cet espace, la communication a lieu entre les 3 cavités, c'est-à-dire entre le ventricule gauche et les deux oreillettes ; enfin, 1° la perforation peut exister encore à la base du cœur, mais au point de contact des cloisons, et alors il en résulte une communication entre les 4 cavités cardiaques ;

2° L'ouverture est située encore à la base du cœur, mais dans la partie de la cloison qui sépare le ventricule gauche de l'infundibulum et se trouve plus ou moins près de l'artère pulmonaire ; ce cas est extrêmement rare, a été signalé par Peacock et le Musée Dupuytren en contient un cas donné par Corvisart, catalogué sous le n° 32.

3° Il existe deux ou un plus grand nombre d'ouvertures dans l'espace sous-aortique qui du reste se trouve bien conformé. »

Nous voyons donc que toute étude des communications interventriculaires doit s'appuyer sur une connaissance complète de l'anatomie normale de l'espace membraneux (« undefended space » des Anglais). En effet, c'est cette étude qui nous a permis de comprendre la localisation précise de la lésion; c'est elle aussi qui nous a fait voir quel était le moment d'apparition de la lésion; grâce à elle enfin, nous allons pouvoir avec de sérieux documents aborder l'étude si difficile et si complexe de l'étiologie.

Étiologie.

La première hypothèse et la plus simple a été formulée par Peacock dans son Traité des malformations du cœur:

« Pendant la période de la vie fœtale, une cause vient-elle à gêner la circulation du sang, de l'artère pulmonaire au conduit artériel et à l'aorte, le sang passe nécessairement du ventricule droit dans le gauche et la fermeture du septum ne peut plus se produire. »

Cette interprétation si claire n'est juste que dans un certain nombre de cas. En effet en dehors des rétrécissements de l'artère pulmonaire quelle cause peut produire la gêne de la circulation fœtale? Mais, dira-t-on, l'oblitération prématurée des canaux fœtaux peut être rapprochée par ses effets du rétrécissement de l'artère pulmonaire; or cette oblitération ne peut se produire, d'après Newmann, que du deuxième au troisième mois, et à cette époque la cloison ventriculaire est achevée. Si même il en était ainsi, pourquoi la lésion se bornerait-elle au septum membraneux, pourquoi respecterait-elle le reste de la cloison?

De même, pourquoi n'y aurait-il pas persistance du trou de Botal après la naissance (persistance qui n'a jamais été observée avec la perforation interventriculaire pure)? Parce que, dira-t-on, après la naissance la cause de compression a cessé. Mais qu'est-ce donc alors que

cet agent qui survient comme un « deus ex machina »,
au moment de l'achèvement de la cloison interventriculaire, s'oppose à son développement et disparaît ensuite?
Comment cette hypothèse au surplus expliquerait-elle
l'hérédité que signale M. le Dr Foot, comment grâce à
elle pourrions-nous concevoir les autres anomalies de
développement que l'on rencontre en même temps que
cette lésion?

L'hypothèse de l'endocardite a été pour la première
fois formulée par Bouillaud. Il admettait une même étiologie pour toutes les affections du cœur, qu'elles fussent
congénitales ou qu'elles eussent paru après la naissance;
il soutenait que les lésions trouvées chez le nouveau-né
étaient le résultat d'une endocardite fœtale.

Cette théorie si attrayante où le maître jetait un regard
d'ensemble sur toute la pathogénie du cœur, ne nous
semble pas devoir être admise sans réserve.

Une série d'arguments peut être avancée à l'encontre
de l'hypothèse; tout d'abord a-t-on le moyen de cons-
tater l'endocardite chez le fœtus; sans doute l'état des
parents au moment de la conception et l'examen anatomo-pathologique des pièces peuvent aider à résoudre
la question.

Dans une observation, Lee nous montre en effet que
le père était sujet à des attaques de rhumatisme aigu; il
mourut subitement peu de temps avant la naissance de
l'enfant; c'est là le seul renseignement de ce genre que
nous ayons pu recueillir, mais comme aucune recherche
méthodique n'a jamais été faite, il ne faut pas conclure
qu'il est unique.

D'autre part, il n'est pas bien prouvé que dans ce cas, sur lequel nous aurons à revenir, il n'existât point quelque lésion du côté de l'artère pulmonaire ; en effet, l'autopsie ne fut pas faite.

Dans ce cas de Lee, la mère eut pendant la grossesse, vers le 2ᵉ mois une émotion violente ; dans un autre cas anglais de maladie de Roger la mère eut des « faiblesses » (*weakturns*) répétées.

Mais à défaut de renseignements héréditaires l'examen histologique des pièces doit donner de précieux renseignements. Nous n'avons trouvé qu'un seul examen histologique fait par M. Cadet de Gassicourt, relaté dans l'*Union médicale* (1884, p. 686). Par un malencontreux hasard l'étude n'a pu être entreprise que deux mois après la mort du sujet ; l'altération évidente des pièces enlève à ce document beaucoup de sa valeur. Les lésions constatées étaient d'ailleurs de si minime importance que l'on serait vraiment mal fondé à les supposer produites par une autre cause que le temps ; c'est la conclusion à laquelle s'arrête M. Cadet de Gassicourt.

Mais l'examen macroscopique donnera-t-il des résultats plus concluants ? D'après Rauchfuss, sur 300 endocardites fœtales on en trouve seulement 15 atteignant le cœur gauche ; c'est donc surtout dans le cœur droit que nous devrons chercher les lésions d'endocardite ; or, les seuls cas bien nets où nous en trouvons des traces sont ceux où l'artère pulmonaire et ses valvules étaient atteintes, et il ne s'agit plus évidemment ici de la maladie de Roger. Mais dans un cas de Coupland (*Trans. Path. London Soc.*, 1879), on constatait la présence d'une pla-

que fibreuse située à la portion de la valvule mitrale correspondant à la perforation.

Sans doute, mais la ressemblance au point de vue
anatomo-pathologique de ce cas, est complète avec un
autre signalé par Rokitanshy, où le cœur était bifide et
l'aorte déplacée ; lésions qui n'étaient évidemment pas
d'origine endocarditique.

Il faut songer à des lésions congénitales compliquées
d'endocardite tardive. Dans le *London Transact. of
Path.*, nous avons relevé des cas de malformations congénitales extrêmement complexes (valvules sigmoïdes
surnuméraires, déplacement et malformation des grands
vaisseaux) avec des traces certaines d'endocardite. Enfin
dans un cas (Sainsbury) extrait du même journal, nous
trouvons de la péricardite récente. Sur les valvules pulmonaires existaient des végétations fibrineuses, elles se
projetaient dans l'intérieur du vaisseau recouvert lui-
même d'un dépôt fibrineux ; la valvule tricuspide était le
siège des mêmes modifications.

Ce ne sont évidemment pas là, des traces d'une endocardite fœtale puisqu'elles paraissent récentes et que le
sujet était âgé de 21 ans.

Mais d'autres cas semblent plus en faveur de la théorie
de Bouillaud ; nous avons recueilli un cas anglais de
lésion congénitale du cœur chez un enfant de 5 mois. Il
avait présenté depuis sa naissance une éruption cutanée
et un souffle systolique à la région précordiale, sans cyanose ni bronchite. A l'autopsie le cœur est de forme glo-
bulaire, le ventricule droit est épaissi ; le septum est
perforé à sa base, les valvules de la tricuspide et de la mi-

trale adjacente au septum lui sont adhérentes ; elles sont perforées aux mêmes points que lui, de telle sorte qu'une même tige traverserait ces trois organes ; il y a aussi perforation à la base des valvules; mais c'est encore là un cas complexe où l'adhérence des valvules constitue une double insuffisance qui vient se surajouter à la maladie de Roger.

En mettant à part ces cas extrêmes où l'endocardite a joué un rôle évident, nous conclurons cette discussion en disant que :

1° Si l'on se rapporte aux observations de maladie de Roger pure, que nous donnons plus loin, les traces macroscopiques de l'endocardite sont le plus souvent absentes.

2° Comme on l'a vu, dans les cas exceptionnels que nous avons cités pour n'avoir plus à y revenir, les traces d'endocardite sont évidemment des productions tardives et des anomalies en grand nombre nous montrent qu'il y a eu des perturbations fœtales.

3° Il existe des cas où l'endocardite fœtale est indéniable, mais les lésions sont alors si complexes qu'il ne s'agit pas de la maladie de Roger. (Maladie de Roger et lésions valvulaires, tricuspide et mitrale ; maladie de Roger et rétrécissement de l'artère pulmonaire.)

Une dernière théorie nous reste encore à exposer quoiqu'elle soit au premier abord difficile à concevoir ; nous verrons qu'elle s'impose à l'esprit car elle tient compte de tous les éléments de la question : c'est la théorie de l'arrêt de développement.

En 1877 Dareste publiait dans son ouvrage sur les

monstruosités, des expériences sur les malformations du cœur. Le savant professeur parvenait, en exposant les diverses parties d'un œuf de poule à des températures différentes, à obtenir chez le même embryon des cœurs doubles, quelquefois même un arrêt de développement ou une anomalie dans la distribution des vaisseaux. Donc nous croyons que sous l'influence d'une cause dystrophi-que variable suivant le cas, il pourra survenir vers la 7e se-semaine au plus tard une perturbation dans le développe-ment de l'œuf fœtal, il pourra y avoir retentissement sur les organes déjà formés et particulièrement sur la cloison interventiculaire.

Le développement en sera arrêté au point qu'il venait d'atteindre et l'achèvement ne se produira jamais.

C'est ainsi que se trouveraient expliqués tous les cas de perforation interventriculaire depuis ceux où l'ouver-ture est pour ainsi dire totale jusqu'à ceux où elle ne dépasse pas le volume d'une plume d'oie.

Dans la production de cette anomalie, quelle part revient au père, quel est le rôle de la mère ?

Lannelongue a établi cette distinction délicate.

Pour quelques anomalies du cœur il admet que du côté de la mère, les refroidissements et même les impressions morales vives pendant la grossesse sont capables d'ame-ner un arrêt de développement.

Ce premier point est bien en rapport avec les expérien-ces de Dareste. Pour le père, Lannelongue affirme que son rôle ne doit pas être négligé non plus. Son état au moment de la conception, sa santé générale, ses anté-cédents joueraient un certain rôle que des statistiques

prolongées et attentives pourront seules fixer définitivement.

Doit-on donc aller plus loin dans notre théorie et con-
sidérer que l'on est en présence d'une anomalie, par
régression, et que l'enfant vient au monde avec un cœur
de batracien? Il est peu probable que cette hypothèse
soit vraie lorsque la lésion de la cloison est isolée. Le
cœur atteint de simple communication interventriculaire ne présente qu'une ressemblance bien précaire avec
celui des vertèbres inférieures.

Est-ce à dire que nous n'admettons pas l'hérédité dans
l'espèce ; nous croyons au contraire que l'anomalie de la
cloison, une fois produite, pourra se représenter par ata-
visme.

C'est ainsi que dans le cours de nos études, il nous a
été donné d'observer dans le service de M. Blum une
malade qui n'avait que deux phalanges aux doigts, l'ongle lui-même était rudimentaire ; cette disposition s'était
montrée pour la première fois chez son arrière-grand-
père et s'était constamment reproduite depuis dans la
famille.

Nous trouvons des arguments en faveur de l'hérédité
dans le *Medical Press*, 1887. Le Dʳ Foot présente à
l'Académie d'Irlande le cœur d'un homme de 21 ans : la
cloison interventriculaire est perforée à l'espace membraneux et l'ouverture présente la dimension d'une plume
d'oie ; le foramen ovale était fermé, mais les deux coro-
naires naissaient de points très voisins et étaient de
taille inégale. Cette lésion avait été pendant la vie l'origine d'un souffle systolique transversal perceptible à la

face antérieure du ventricule droit et ne se modifiait pas par le changement de posture.

« Le président à ce propos remarque l'*extraordinaire hérédité* de ces lésions dans la même famille ; il connaît une famille de 3 enfants dont tous ont des lésions congénitales du cœur. Deux sont morts et le 3e, traité quelques années auparavant pour une laryngite, présentait un souffle musical sous la clavicule gauche, se propageant à la partie postérieure du thorax ; l'enfant s'essoufflait facilement et sa figure devenait aisément cyanosée. »

Norman Moore, à propos d'un cas de perforation compliqué de rétrécissement de l'artère pulmonaire avec *hyperlobulation* du foie, dit que la mère avait eu un autre enfant né cyanosé et mort au bout de dix-huit jours.

Un nouvel argument en faveur de la perturbation dans le développement fœtal se trouve dans la multiplicité des lésions de tout l'organisme. Dans une observation de Hendly (*The Lancet*, 1887) le sujet avait à la mâchoire supérieure 6 incisives, or la jonction des bourgeons dentaires est contemporaine de la terminaison de la cloison interventriculaire.

Un cas de Barbillion (*Progrès médical*, 1883) nous présente des faits analogues. Si l'interprétation en est difficile elle offre du moins un extrême intérêt. « Il s'agit d'un enfant de vingt mois, atteint de cyanose : l'examen du cœur démontra l'intégrité des valvules mitrales et tricuspide ; à la partie supérieure de la cloison interventriculaire on remarquait une solution de continuité, tandis que l'aorte à cheval sur les deux ventricules semblait être dilatée. La cavité de l'infundibulum était très étroite et très courte, et l'artère pulmonaire qui lui faisait suite ne présentait pas un volume supérieur à celui d'une plume d'oie. Il y avait à ce vaisseau deux replis valvulaires ratatinés et représentant les valvules sigmoïdes. Cet enfant avait en outre une asymétrie crânienne (pariétaux et frontal), de l'atrophie du lobe de l'oreille, de l'étroitesse du conduit auditif externe, de l'atrophie de l'apophyse mastoïde et du temporal. »

Or, si nous nous souvenons du moment de l'apparition du frontal, nous verrons que d'après Kölliker, c'est au 45e jour que commence le 2e point d'ossification. Pour l'apophyse mastoïde, c'est vers le 4e mois que s'est fait le développement.

Reportons-nous maintenant au tableau synoptique de malformations du cœur d'après Peacock, nous y voyons que l'anomalie consistant en un cœur à 4 cavités avec septum interventriculaire imparfait, de même que l'oblitération, rétrécissement ou développement incomplet des grands vaisseaux, » provient d'un arrêt de développement de l'embryon à la fin du deuxième mois.

Que, d'autre part, l'irrégularité des valvules, la disproportion des cavités ou orifice, provient d'un arrêt de développement au 2e ou 3e mois.

Ainsi nous disons chez cet embryon : il est survenu une cause dystrophique qui a agi simultanément, d'une part sur le septum ventriculaire et l'aorte, d'autre part sur le pariétal et le frontal. Cette même cause dystrophique a persisté d'ailleurs et son action s'est exercée sur le développement des valvules et l'infundibulum de même que sur le temporal.

R.   3

Il nous semble donc utile de reprendre le tableau chronologique de Peacock; nous indiquerons le moment de l'apparition de chaque malformation cardiaque, nous signalerons en même temps les organes qui pourront souffrir de la même cause dystrophique que le cœur.

Tableau des malformations du cœur et des anomalies concomitantes.

Par arrêt de développement à la fin du 2ᵉ m.	A. — Cœur à 2 cavités. B. — Cœur à 3 cavités. C. — Cœur à 4 cavités, avec septum perforé. D. — Oblitération, rétrécissement ou développement incomplet des gr. vaiss. déplac. de l'aorte et de l'art. pul.	3ᵉ sem. — Anom. de l'œil et de l'oreille, du foie ; 4ᵉ sem. — de l'anus, des poumons, du pancréas ; 5ᵉ sem. — main et pied, maxill. inf. organes frontal et pariétal ; 6ᵉ sem. — vessie, reins, langue, glande, thyroïde, germes dentaires ; 7ᵉ sem. — thymus, maxill. sup., séparat. des doigts, rate (l'évolution des organes continue).
Du 2ᵉ au 3ᵉ m.	A. — Oblitérat. prémat. des canaux fœtaux. B. — Irrégularité des valvules. C. — Disproportions des orifices et cavités.	9ᵉ sem. — occipital et temporal. — 3ᵉ mois glande mammaire, prostate, testicule, et les organes précédents dont l'évolution continue.
Après la naissance.	Persistance des passages fœtaux, dévelop. incomplet de la cloison intervauriculaire.	

La constance du siège de la lésion, constitue un dernier argument en faveur de son origine dystrophique. C'est toujours au niveau de l'un des espaces membraneux, que nous avons longuement décrits dans un précédent chapitre, que se produit la perforation.

Pourquoi l'endocardite fœtale siégerait-elle à ce niveau plutôt qu'à un autre, et ne produirait-elle pas de perforation vers la pointe du cœur? Parce que dira-t-on c'est la position la plus mince de la cloison interventriculaire. Mais les valvules ne le sontpas moins et sont bien rarement perforées en même temps que la cloison. (Voir cependant plus haut.)

En résumé, nous voyons que trois arguments nous ont conduit à admettre la théorie de l'arrêt de développement; arrêt qui n'est point, selon nous, imputable à une cause locale, mais bien à des phénomènes généraux autrement complexes :

1° L'absence de tout document précis prouvant l'endocardite;

2° La coexistence d'autres anomalies de développement produites au moment de l'achèvement de la cloison inter-ventriculaire.

3° La localisation constante de la lésion au niveau du point qui se forme en dernier chez le fœtus.

Elles sont les propositions que nous croyons avoir prouvées jusqu'à l'évidence et qui doivent faire définitivement admettre la théorie de l'arrêt de développement dans les malformations du cœur.

Anatomie pathologique.

Le lien qui unit l'étiologie à l'anatomie pathologique dans la maladie de Roger est si étroit que nous croyons devoir traiter dès maintenant ce côté de la question.

Cette étude sera une preuve des conclusions que nous avancions plus haut, ce sera une préface à notre étude clinique. En effet, la maladie de Roger n'évolue pas, *elle est,* et ne se modifie pas depuis la naissance de l'individu jusqu'à sa mort; c'est alors trop souvent à l'autopsie que la lésion frappe les yeux du clinicien étonné.

Aussi est-ce dans l'anatomie pathologique que se trouvent les renseignements les plus complets et les plus anciens sur la maladie de Roger.

Cette étude achèvera de bien délimiter la nature de la maladie; en effet nous écarterons dès maintenant le « tricœlum heart des Anglais » (ou cœur à trois cavités, c'est-à-dire cœur où la cloison manque complètement ou bien est à l'état de rudiment; en effet, cette malformation ne s'observe isolément que très rarement et comporte des caractères tout différents de la maladie de Roger. Son époque d'apparition est tout autre (vers le milieu du premier mois). Sa clinique est essentiellement distincte (mélange constant et complet des deux sangs) et son pronostic est d'une extrême gravité.

Nous diviserons l'étude des perforations interventriculaires en trois groupes : dans le premier, nous rangerons les cas où l'espace sous-aortique est seul atteint ; dans le deuxième, l'espace mitral d'Alveraga (espace situé sous la valvule aortique postérieure gauche) est seul perforé. Dans un troisième cas, la cloison membraneuse manque complètement. Enfin, selon Alveraga, il pourrait exister des ouvertures centrales de la cloison ; mais outre qu'il nous semble difficile d'admettre le caractère congénital de ces lésions, nous ne les avons jamais rencontrées dans la maladie de Roger pure.

I. — Un des plus beaux cas du premier groupe nous est fourni par Coupland (*Transact. Path. Soc.*, 1879).

« En ouvrant le cœur artériel, dit-il, on trouve une perforation ovale et suffisante pour admettre une sonde n° 12 (4 lignes sur 1/2 ligne) ; elle est située à la paroi postérieure de l'infundibulum, immédiatement au-dessous de la valve postérieure de la sigmoïde pulmonaire, cette valve était aussi libre à toute connexion dans un tiers de sa surface. Elle était d'ailleurs un peu opaque et légèrement fibreuse.

Cette perforation apparaît dans le ventricule gauche, entre la sigmoïde droite et la postérieure gauche. Mais la connexion était surtout intime avec la droite, au-dessous de laquelle elle était située. Dans le ventricule gauche, l'ouverture semble plus oblongue qu'elle ne l'était au côté droit et est située à un demi-centimètre de la paroi antérieure du ventricule ; son bord inférieur est concave et plan, il est formé d'un tissu fibreux combiné à une petite masse plate, irrégulière et épaisse, s'étendant à environ un centimètre de la cloison ventriculaire. La partie supérieure est formée par la valvule sigmoïde droite du ventricule dont la moitié n'est supportée par rien. On la voit pendre librement.

Dans le ventricule droit, l'aspect de la perforation est légèrement différent : les bords en sont unis et fibreux, l'antérieur est très arrondi et concave, le postérieur est aplani ; on trouve encore à son voisinage une tache opaque blanche et fibreuse, de la taille d'une pièce de 50 centimes. »

La nature de ces lésions, leur concomitance avec des plaques fibreuses devait mettre en garde Coupland, qui se demande avec anxiété si elles n'étaient pas le simple produit d'une endocardite ; les cas de Rokitansky devaient le sortir de cet embarras (Rokitansky, 1875).

Dans l'observation de cet auteur, la pointe du cœur est bifide, l'aorte légèrement déplacée à droite ; la paroi postérieure du conus élargie du côté droit ; la valve aortique postérieure gauche était déplacée à droite, et au-dessous se trouvait le septum membraneux. Les valvules pulmonaires étaient aussi déviées et l'antérieure paraissait entre la gauche antérieure et la droite postérieure. Un orifice arrondi se trouvait à la partie la plus antérieure du septum ; il était situé à gauche, au-dessous de la valve aortique droite et avait 3 millim. de diamètre ; il était entouré d'un bord d'endocarde épaisse ; à droite, on apercevait au septum membraneux une ouverture de 6 millim. de diamètre, juste au-dessous de la valvule pulmonaire. Les bords en étaient formés par du tissu fibreux, excepté au-dessous de la valve aortique droite qui était visible de ce côté ; la portion de la valvule aortique droite, qui se projetait dans l'ouverture, était épaisse, les valvules étaient fenêtrées ; l'aorte et l'artère pulmonaire étaient de calibre ordinaire. Le foramen ovale persistait sous forme de valvule oblique. Ce cas semble évidemment encore susceptible de discussion.

Rokitansky résout la question en remarquant la légère malformation de l'aorte, la position de la cloison membraneuse au-dessous de la vulve aortique postérieure, le changement de forme et de direction de l'artère pulmonaire ; il insiste sur la bifidité du cœur, il remarque que, s'il n'y avait eu de déplacement primitif de l'aorte, la perforation traverserait l'artère pulmonaire.

Dans un cas de Dupré, publié en 1891 (*Soc. anat.*), nous trouvons des lésions qui semblent encore se rapporter nettement à la perforation de l'espace sous-aortique, à la partie médiane et supérieure de la cloison interventriculaire au-dessous de l'insertion de la sigmoïde aortique droite et dans une position à peu près symétrique de la coronaire située au-dessus de la valvule, on trouvait un orifice de 5 millim. Cette ouverture mesurait environ 5 millim. de diamètre, les bords en étaient réguliers et comme taillés à l'emporte-pièce. Au niveau de la perforation l'épaisseur de la cloison était d'environ 2 millim. Du côté du ventricule gauche, cet orifice était limité par un bourrelet calleux et blanchâtre. Du côté du ventricule droit l'orifice est situé juste entre les valvules internes et antérieures de la tricuspide dont les bords sont pendants et épaissis.

L'infundibulum n'est pas intéressé. Dans le ventricule droit l'aspect des bords est moins calleux et ils semblent moins épais que dans le ventricule gauche.

II. — Les cas de Newman appartiennent au 2ᵉ groupe. La communication entre les deux ventricules siégeait à la base du septum juste au-dessous de la valvule sigmoïde postérieure (gauche). Après avoir formé un canal d'un centimètre 1/2 elle émergeait à la partie supérieure de la valvule tricuspide. Ce canal semblait limité par un bourrelet épaissi d'endocarde, qui prolongeait la surface de la paroi ventriculaire de façon à constituer une sorte de valvule empêchant le passage du sang de droite à gau-che. Les orifices tricuspide et mitral, les valvules aorti-ques et pulmonaires étaient saines, il n'y avait ni lésion ni malformation de l'aorte.

Newman signale un second cas qui n'est pas moins caractéristique :

L'artère pulmonaire à la coupe mesure 8 centim. 1/2 de circonférence ; il n'y a point de lésion de ses valvules ; à la partie antérieure droite se trouvait un épaississement de l'endocarde situé à un point correspondant vague-ment à un épaississement du péricarde situé à la partie supérieure du ventricule droit ; on apercevait, entre cet épaississement et la cloison, une traînée d'endocarde altéré, la valvule sigmoïde postérieure gauche était con-sidérablement élargie, et l'aorte mesurait en coupe 9 centim. 1/2. La sigmoïde aortique droite était épaissie et immédiatement au-dessous d'elle, se trouvait l'ouver-ture du septum ; les bords de cet orifice du côté gauche étaient arrondis et fermes et largement séparés comme les bords de l'ouverture du côté droit ; la perforation mesurait transversalement 1 centim. de diamètre.

III. — Du troisième groupe nous n'avons qu'un cas peu net au point de vue anatomo-pathologique.

Il s'agit d'un cœur dans lequel on trouve, au sommet de la cloison interventriculaire, une perforation, le diamètre en était supérieur à celui d'une pièce de 1 franc. L'étendue de l'ouverture, qui, dit l'auteur, était recouverte par la valvule mitrale nous permet de supposer que nous avons bien affaire ici à une lésion intéressant les deux espaces membraneux; mais nous ne sommes pas en nature de l'affirmer.

Après avoir rapidement analysé ces cas purs, nous croyons devoir rapporter l'examen anatomique d'un cœur dont la perforation semble avoir pour origine une endocardite :

Il s'agit d'une femme âgée de 25 ans, morte tuberculeuse.

Sur la cloison interventriculaire on remarquait une large perte de substance, qui faisait librement communiquer les deux ventricules ; la cloison musculaire, épaisse à sa portion inférieure, s'arrête brusquement et limite la perforation en bas par un bord lisse peu tranchant. En haut et à droite, il y a encore du muscle ; c'est une bande assez mince qui sépare l'ouverture pathologique de l'orifice aortique.

Enfin, à gauche, le bord de l'ouverture est formé par l'endocarde seul et se confond avec l'origine de l'aorte et de la grande valve mitrale ; au niveau de ce bord gauche, les valvules tricuspide et mitrale se touchent en quelque sorte ; dans son ensemble, la perforation est arrondie, un peu allongée transversalement et est grande comme une pièce de deux francs ; la valvule tricuspide est située immédiatement en arrière de l'ouverture de la cloison ; un de ses tendons vient s'implanter sur le mamclon musculaire presqu'au bord de l'ouverture dans le ventricule droit: la valve gauche de la tricuspide est comme un rideau tendu à l'ouverture de la cloison. Il y avait des plaques d'endocardite plastique à un faible degré.

Ce cas semblerait au premier abord se rattacher à notre 3ᵉ groupe. La présence de la bande musculaire située au-dessus de la perforation peut dans une certaine mesure nous autoriser à ne pas la classer dans le cadre de la maladie de Roger.

En effet, la théorie du développement que nous avons exposée ne saurait expliquer la présence de cette portion charnue au-dessus de la perforation.

Mais nous sommes obligé d'admettre que si le caractère congénital des lésions était prouvé, les partisans de la théorie de l'endocardite fœtale pourraient tirer de ce cas un argument en leur faveur. cas est emprunté à Mˡˡᵉ Wilbouschewitch, *Soc. anat.*, 1891.)

2° Après avoir déterminé le siège de la perforation dans la maladie de Roger nous allons signaler les modifications cardiaques qui accompagnent cette lésion.

La dilatation et l'hypertrophie du ventricule, *vers lequel* se fait le courant sanguin, semble être la règle dans la maladie de Roger.

Déjà Bouillaud et Laënnec avaient constaté ce fait dans les communications interventriculaires; ces auteurs expliquaient les modifications du ventricule par la plus grande quantité de sang qu'il était appelé à contenir; nous croyons pouvoir dire que cette explication ne s'applique qu'à la dilatation et que pour l'hypertrophie, il faudrait faire intervenir l'excès de travail que nécessite la plus grande quantité de sang que ce ventricule doit constamment expulser.

Le ventricule droit qui reçoit le plus souvent cette quantité supplémentaire sera le plus fréquemment atteint d'hypertrophie.

Hendly dans son observation déjà citée nous dit que le cœur était deux fois plus gros que normalement ; que le ventricule droit était hypertrophié et de même épaisseur que le gauche et que là pointe du cœur était formée par celle du cœur gauche.

Newman dans ses deux cas note une fois de la dilatation et de l'élargissement des ventricules, une autre fois de la dilatation et de l'hypertrophie des deux ventricules ; cette dernière pièce provenait d'un individu dont le foie était atteint de cirrhose avec pigmentation, avec dégénérescence graisseuse, et néphrite interstitielle.

Coupland signale une dilatation et un épaississement des deux ventricules et l'explique en disant que le courant qui passait d'abord de gauche à droite, passa ensuite de droite à gauche sous l'influence sans doute de la tuberculose dont le malade était atteint.

Cette lésion aurait selon lui amené un obstacle à la circulation du sang et ainsi provoqué dans le ventricule droit une tension supérieure à celle du ventricule gauche ; il en aurait résulté un changement tardif dans le sens de la circulation intra-cardiaque.

La dilatation de l'aorte ou de l'artère pulmonaire qui a été quelquefois signalée n'est pas constatée dans tous les cas. Sur dix observations de maladie de Roger, avec autopsie, que nous avons pu rassembler, dans cinq il n'est pas question de l'état des gros vaisseaux ; dans deux cas seulement on signale le volume normal de ces artères. Enfin dans un cas l'artère pulmonaire est seule dilatée, dans deux cas, il y a dilatation de l'artère pulmonaire et de l'aorte. Si nous examinons ces cas de plus près nous voyons que :

1° Dans le cas de Guillon (thèse de Paris, 1873), l'artère pulmonaire est *uniformément* dilatée depuis son origine jusqu'à sa division, il signale en même temps une dilatation marquée de l'oreillette, lésion que nous n'avons trouvée mentionnée nulle part ailleurs.

2° Dans le cas de Decaisne (*Soc. anat.*, 1855) la dilatation des deux vaisseaux était légère.

3° Dans le cas de Newman l'artère pulmonaire mesurait 8 cent. 1/2 de circonférence et l'aorte avait 9 centimètres 1/2.

Dans le cas de Guillon, on remarquait une hypertrophie du *seul ventricule droit* et dans le cas de Newman où les deux vaisseaux étaient dilatés, une hypertrophie notable des *deux ventricules* fut signalée.

Nous ajouterons que dans les deux cas où l'on avait constaté le calibre normal des gros vaisseaux l'hypertrophie manquait également.

CONCLUSIONS

1° A. — La maladie de Roger au point de vue anatomo-pathologique est caractérisée par une perforation siégeant au septum membraneux de la cloison interventriculaire; tantôt à l'espace sous-aortique, tantôt à l'espace mitral, tantôt à ces deux espaces à la fois.

B. — L'étendue de l'orifice varie du diamètre d'une plume d'oie à celui d'une pièce de deux francs.

C. — Les bords en sont constitués par un épaississement de l'endocarde pouvant former quelquefois valvule.

Cette ouverture peut présenter d'ailleurs l'aspect d'une ouverture à l'emporte-pièce.

D. — L'orifice est parfois disposé de telle façon qu'il indique le sens de la circulation intra-ventriculaire.

Du côté du ventricule gauche l'orifice est allongé et sinueux; du côté du ventricule droit, il est au contraire arrondi et proéminent.

2° Le trou de Botal est oblitéré, il en est de même du canal artériel. L'aorte peut être légèrement déplacée vers la droite et ses valvules disposées d'une façon légèrement anormale.

3° A. — Chez l'adulte, dans presque tous les cas, l'autopsie a démontré que le ventricule qui reçoit la quantité de sang supplémentaire est dilaté ou hypertrophié. Dans le cas où la dilatation n'existe pas, il s'agit d'enfants. L'un âgé de 3 semaines, l'autre de 26 mois, un troisième de 8 ans, et enfin dans un seul cas, il s'agit d'un homme de 21 ans.

B. — La dilatation des gros vaisseaux existe assez fréquemment dans la maladie de Roger et semble siéger du côté du ventricule hypertrophié.

Clinique.

Cette maladie est caractérisé par un certain nombre de signes, dont la valeur est bien différente.

1° Frémissement cataire. — Ce frémissement semble produit par la rencontre du sang passant d'un ventricule à l'autre avec le courant pulmonaire ou aortique ascendant ; on ne le trouve pas constamment (voir plus loin).

D'ailleurs, d'après Cadet de Gassicourt (*Union médicale*, 1882) « le frémissement cataire n'est pas un signe « des affections congénitales du cœur. Il n'est ni cons- « tant ni spécial. Il n'est donc pas pathognomonique ».

2° Souffle systolique. — Nous ne saurions mieux faire que d'en donner la description d'après notre maître, M. le professeur Potain :

« On entend au niveau de la partie interne du 3ᵉ es- pace intercostal et de la 4ᵉ côte, un souffle systolique assez intense et assez rude, à tonalité haute, très cons- tant, occupant tout le milieu de la région précordiale, mais avec une atténuation assez rapide. »

Il donne l'impression d'un souffle qui se produirait d'arrière en avant directement dans le conduit auditif, ajoutait encore notre maître dans son enseignement oral.

Ce souffle tient évidemment au courant interventriculaire.

Il est systolique ; en effet, les valves de la tricuspide et
de la mitrale par leur accolement à la paroi interventriculaire pendant la diastole oblitèrent la perforation et
s'opposent ainsi à tout courant interventriculaire à ce
moment.

Somme toute, ce souffle, s'il existe *seul*, constitue le
signe pathognomonique de l'affection.

Avant d'entrer dans la discussion des signes fonctionnels de la maladie de Roger, nous allons transcrire par
ordre chronologique les observations cliniques que nous
avons pu recueillir.

Obs. 1 (Decaisne).

D..., âgé de 36 mois. Absence de cyanose, souffle systolique
intense occupant toute la région précordiale s'étendant même
au côté droit de la poitrine. Frémissement cataire. Rien au foyer
aortique. Rien à l'artère pulmonaire.

(*Soc. anat.*, 1855, et Barth et Roger, *Traité d'auscultation
médicale*, p. 423.)

Obs. 2 (Boyer, 1861).

L'absence de cyanose a été seule notée pendant la vie, la lésion n'a été constatée qu'à l'autopsie.

(*Académie de méd.*, 1879, rapp. par Roger.)

Obs. 3 (Guillon).

Homme de 40 ans, entré à la Charité pour l'opération de la
taille, teint livide, lèvres noires, respiration difficile, pouls

irrégulier. Le malade meurt de syncope. La nécropsie est citée plus haut.

(GUILLON. Thèse de Paris, 1873.)

OBS. 4 (COUPLAND).

L'auscultation n'est pas indiquée, mais on sait que le malade, âgé de 40 ans, était atteint.de tuberculose aux deux poumons. Il y avait une caverne au sommet droit; l'artère pulmonaire à ce niveau était ulcérée et présentait des anévrysmes; la caverne était pleine de sang. Le malade est mort d'une hémoptysie.

(*Transact. Path.*, 1879.)

OBS. 5 (NEWMAN).

Il n'y eut pas de signes fonctionnels pendant la vie; le malade avait 36 ans; il est mort de phtisie fibreuse avec tubercules miliaires; emphysème, dilatation des bronches. A l'auscultation, on avait trouvé un souffle systolique et présystolique à la partie moyenne du cœur.

La pointe bat faiblement, on y distingue un thrill; le pouls est faible et irrégulier.

OBS. 6 (NEWMAN).

Pendant la vie on n'a constaté aucun signe, si ce n'est l'hypertrophie du ventricule gauche et un épanchement péricardique.

(*Transact. Path. de Londres.*)

OBS. 7 (SAINSBURY).

Homme de 21 ans, toujours court de respiration. Jamais de cyanose, jamais malade jusqu'au troisième mois avant sa mort; il fut, à cette époque, admis à l'hôpital, à la suite d'un traumatisme gauche; il se plaignait alors de faiblesse et d'essoufflement. On note un souffle systolique sur toute l'étendue cardiaque « avec maximum à l'orifice pulmonaire (?) » se propageant faiblement à l'angle scapulaire. Mort au cours d'une crise de dyspnée. Tuberculose étendue du poumon, plus avancée à droite avec caverne; tuberculose du rein droit; légère péricardite.

(*Transact. Path. de Londres*. Autopsie rapportée.)

Obs. 8. *Cas douteux* (Lee).

Enfant de 5 ans 1/2, de bonne santé, tousse un peu; il a eu trois ou quatre attaques de convulsions; il y a deux mois, tout exercice lui devient pénible. Œdème des articulations de la jambe et de la main, ecthyma, physionomie anxieuse. A la région précordiale, souffle bruyant et plus accentué sous le mamelon gauche; il se propage dans l'aisselle jusqu'à l'angle de l'omoplate, où il est encore très distinct; il est systolique mais plus prolongé que les souffles mitraux. Le foie est gros et l'on sent son bord entre l'ombilic et les fausses côtes, à mi-distance. Traitement, sangsues sur la région précordiale, frictions au gant de crin, digitale, fer.

L'impulsion du cœur est considérable, les pulsations ne dépassent pas 80. Sous une influence émotive, les battements du cœur s'accélèrent beaucoup; les doigts étaient contractés, mais à la suite du traitement, ces symptômes ont disparu. Il existe quelques râles bronchiques. (Diagnostic fait, pas d'autopsie.)

(*London Lancet*, 1885.)

Obs. 9 (Willcock).

Enfant mort à huit semaines.

Souffle râpeux sur toute la région antérieure du sternum, plus intense au troisième cartilage costal. Dyspnée considérable. Peau d'apparence jaunâtre, cyanose intermittente,

quoique l'enfant passât par toutes les couleurs, selon l'expression de sa mère. Pas de contracture des doigts.
(*Transact, of the London Path. Soc.*, 1887.)

Obs. 10 (Hendly)

G. H.., 21 ans, français, peintre en bâtiment, vit à Cincinnati depuis dix ans ; a eu de l'impaludisme ; ni rhumatisme, ni syphilis, pas d'éthylisme, ni de tabac ; entre à l'hôpital pour une toux peu développée : taille 5 pieds 9 pouces. N'a jamais été gros, mais a beaucoup maigri depuis quelques mois ; tête haute et étroite, nez proéminent. Six incisives à la mâchoire supérieure ; les deux du milieu doublées. Peau pâle, dilatation veineuse superficielle ; face cyanosée, doigts contracturés, ongles recourbés ; fond de l'ongle bleu. Le malade a toujours été ainsi : dyspnée de travail, sans accidents, sauf dans les derniers temps. Il tousse depuis plus de six mois espectoration jaune adhérente, pas d'hémoptysie. Il se refroidit facilement, a eu de l'œdème des pieds et des mains, mais n'en a plus. Au moment où on l'examina pour la première fois, sa respiration était peu difficile ; lorsqu'il s'assied et se penche en avant en s'appuyant sur ses mains ou ses coudes, son tronc est animé d'un mouvement vibratoire qui semble le résultat de l'action du cœur. Poitrine amaigrie ; clavicules et côtes proéminentes, de pression sous-claviculaire plus marquée à droite ; mouvements respiratoires diminués à la partie supérieure du côté gauche ; la pointe du cœur bat à 1 centim. au-dessus et à 2 centim. à gauche du mamelon gauche.

De la pointe du 2e espace, vibrations vocales moindres qu'à droite au côté gauche ; depuis la ligne mamelonnaire jusqu'au premier espace on sentait un thrill prononcé qui accompagnait la systole cardiaque ; ce thrill était surtout intense au 3e espace intercostal gauche. Il était senti faiblement en dehors de la ligne mamelonnaire : il était limité par le bord du sternum. A la percussion il y a une note plus haute que la normale au

sommet droit ; au côté gauche, matité du 5e espace à la 2e côte ;
le foie et la rate sont normaux.

A l'auscultation, souffle sourd accompagnant la systole ayant
son maximum au 3e espace gauche sur le bord du sternum,
transmis à toute la poitrine moins distinctement à l'aisselle
gauche, aux vaisseanx du cou et à la région scapulaire. Le
murmure vésiculaire est dominé par ce souffle ; râles humides
aux deux poumons surtout à gauche ; souffle tubaire à la région
sus-axillaire droite et sous les deux clavicules. Il y a des ba-
cilles dans les crachats.

La phtisie s'est développée rapidement : dyspnée croissante,
sueurs et expectorations abondantes ; dix jours avant la mort,
refroidissement des extrémités, livides et bleues ; lèvres et face
cyanosées. Mort soixante-cinq jours après l'admission. (Autopsie rapportée plus haut.)

(*American Lancet*, 1887.)

Obs. 11 (Vaquez).

H. T..., fille, 5 mois. Parents bien portants. Mère 33 ans,
c'est sa seconde enfant. Père très sujet aux migraines. L'enfant
a eu la coqueluche à 3 mois : elle n'a pas l'air maladif. Elle est
très bien développée ; n'a pas de cyanose des lèvres ; elle présente sur toute la région précordiale un souffle systolique
intense, dont le maximum semble localisé à la gauche du sternum dans le 3e espace, vers le lieu d'auscultation du ventricule ;
ce souffle se propage transversalement ; aucun autre trouble à
signaler. Cœur, dimension normale : l'enfant se porte bien
actuellement.

(Originale.)

Obs. 12 (Vaquez).

A. P..., 12 ans. Père, mère bien portants ; leur cœur est probablement normal. Sœur bien portante.

Aucune maladie sauf les oreillons à 10 ans ; elle a eu des

épistaxis, un peu moins fréquentes depuis un an, un peu d'oppression lorsqu'elle marche vite ou fait un effort ; elle est très grande et très forte ; on ne lui donnerait pas son âge. Sa sœur plus âgée est beaucoup plus petite.

On entend à l'auscultation un souffle systolique permanent, intense, assez rude en arrière du sternum, ne se propageant pas en haut de cet os, mais transversalement dans le 3e espace intercostal ; le maximum est localisé à la hauteur des articulations chondro-costales droites.

Aucun frémissement. L'enfant tolère bien sa lésion et ne paraît avoir aucun trouble fonctionnel : pas de cyanose des lèvres : aucune lésion orificielle ; cœur petit.

(5 février 1893. Originale.)

Obs. 13 (Professeur Potain).

O..., fillette de 9 ans, présentant un souffle à la partie interne du troisième cartilage costal. (Pour le caractère de ce souffle, voir plus haut.) Il a été noté pour la première fois à l'âge de 4 ans et il n'est accompagné d'aucun trouble fonctionnel ; il n'y a jamais eu chez cette enfant trace de cyanose ; le développement est un peu retardé ; l'enfant est de petite taille.

Le père de cette enfant, qui est aussi de petite taille, raconte qu'au moment où elle a été conçue, il était dans un état d'excitation nerveuse excessive, ayant été mordu par un chien qu'il pensait devoir être enragé et qu'on n'a jamais pu retrouver. Il ne se souvient pas d'avoir eu des palpitations. Il n'y a pas d'exemple de maladie de cœur dans cette famille.

(21 janvier 1893. Originale.)

Obs. 14 (Dupré).

Observation clinique. — A. M..., âgé de 4 ans 1/2, entre le 13 novembre 1888 à l'hôpital Trousseau (service de M. Legroux). Le père et la mère, de nationalité italienne, parlent à peine le français ; ils sont en bonne santé et nous assurent que leur enfant s'est toujours bien porté ; pas d'autres renseignements sur les antécédents. L'enfant est amené pour des accidents d'anasarque et d'urémie très probablement consécutifs à une scarlatine passée inaperçue des parents, mais à laquelle il est légitime de rapporter une angine dont le bébé avait souffert deux mois avant. La peau ne présente pas de trace de desquamation.

L'enfant, pâle, bouffi, très dyspnéique, cyanosé (1) au moindre effort, rend en 24 heures 400 grammes d'urine foncée contenant un abondant précipité d'albumine par la chaleur et l'acide azotique.

Nous auscultons le cœur dans le but de rechercher si la scarlatine récente n'y aurait pas laissé quelque altération de l'endocarde ou si l'état rénal actuel ne s'y traduirait pas par un bruit de galop ; mais cet examen nous réservait la surprise d'une autre lésion. Tout d'abord l'oreille appliquée sur la région précordiale perçoit un souffle systolique prolongé, d'une intensité et d'une rudesse considérables. A la palpation, frémissement cataire systolique ; bref, nous attachant ensuite à préciser la localisation et les caractères de ce souffle, nous arrivons à la conclusion suivante :

Souffle rude prolongé, systolique, ayant son maximum d'intensité nettement localisé à la partie du 3e espace intercostal gauche, s'étendant autour du foyer dans toute la région précordiale et dans le dos dans toute la région correspondante, mais ne se propageant dans aucun sens déterminé ; ni sur le trajet des gros vaisseaux, ni dans la direction des orifices intra-cardiaques, nullement influencé d'ailleurs par des mouvements communiqués au malade, pas plus que par la pression de la paroi thoracique antérieure.

La percussion dénote une légère augmentation de la matité

(1) En un autre endroit de l'observation, que l'on pourra lire dans les comptes rendus de la Société anatomique, il est dit que l'enfant n'avait présenté de cyanose à aucune période de son existence, de sorte que l'on ne sait trop à quoi s'en tenir.

transversale. A droite, la ligne de matité se confond, en effet, à peu près avec la ligne médiane sur le sternum.

Pas de cyanose, pas de modification notable du pouls.

En présence de ces faits je posai le diagnostic de communication interventriculaire congénitale dont l'état du malade m'autorisait presque à tenir pour prochaine la vérification nécropsique.

Traitement. — Calomel et antisepsie intestinale, purgatifs drastiques, digitale, inhalation d'oxygène, ventouses sèches.

En 3 jours une amélioration considérable s'ensuivit, l'œdème disparut, la respiration redevint libre et après une polyurie passagère la diurèse remonta définitivement au taux normal.

Au bout d'une semaine la guérison était complète. Tel que nous l'avions constaté le 1er jour le souffle cardiaque, etc. (voir plus haut).

L'enfant quitte ce service guéri de sa scarlatine, mais passe chez M. Cadet de Gassicourt avec une rougeole dont il guérit. Il contracte une diphtérie dont il meurt. (Autopsie rapportée plus haut).

En résumé, sur 14 cas, *quatre fois* l'absence de cyanose a été notée, c'était chez des sujets de 36 mois (mort) 5 mois (vivant), 9 ans (vivant), 12 ans (vivant).

Quatre fois les renseignements sont insuffisants : 2 sont tuberculeux (mort) 40 ans, (mort tuberculeux), 42 ans (mort tuberculeux) : dans ce cas de Newman, il y avait une valvule s'opposant au passage du sang de droite à gauche.

Cinq fois, la cyanose a été observée : 3 semaines (mort), 5 ans 1/2 (cyanose intermittente coexistant avec des accidents pulmonaires non tuberculeux, mort), 12 ans (cyanose intermittente, mort d'infection), 21 ans (cyanose tardive, bacillose), 40 ans (cyanose tardive, mort d'asystolie).

Il résulte de cette analyse :

1° Que la maladie bleue n'est pas la conséquence de la communication interventriculaire pure. En effet, le sang par suite de sa pression plus forte dans le ventricule gauche, a un cours interventriculaire de gauche à droite. Le sang veineux ne se mélange pas au sang artériel, mais bien le sang artériel au sang veineux, et *il ne peut résulter aucun trouble du passage de sang déjà oxygéné dans le poumon.*

2° La cyanose peut exister, mais le plus souvent chez des individus âgés et atteints de troubles pulmonaires fréquemment tuberculeux.

Dans ce cas, il semble que la pression devienne plus forte que normalement dans le ventricule droit qui, hypertrophié, change le sens du courant interventriculaire et lance dans le ventricule gauche du sang veineux. Cette cyanose est toujours intermittente et tardive ; elle n'est pas accompagnée le plus souvent de déformation des doigts et des orteils (une exception).

Lorsque la cyanose existe sans accidents pulmonaires, elle est imputable à une maladie intercurrente, ou à une influence émotive passagère. Il semble dans ce cas qu'il s'établisse une sorte d'asystolie transitoire avec stase veineuse.

3° Dans tous les cas où l'examen du poumon a été fait chez les adultes morts avec maladie de Roger, on a trouvé des lésions tuberculeuses. Il ne semble pas y avoir là une simple coïncidence.

Diagnostic.

Le diagnostic repose tout entier sur l'analyse du souffle, sur l'histoire et l'apparence du malade.

L'individu atteint de maladie de Roger se présente avec un aspect un peu particulier. Il marche avec hésitation, accomplit les actes de la vie courante avec une certaine lenteur. Le moindre effort le fatigue et il est sujet à de fréquents essoufflements. Toutefois ces symptômes lui semblent insignifiants et jamais il n'appelle sur lui l'attention du médecin. C'est seulement par hasard alors qu'on vient découvrir la lésion cardiaque. Parfois mais bien rarement l'enfant se plaint du cœur ; il éprouve des palpitations, il a de la dyspnée. Mais le plus souvent la maladie ne se révèle que par ses complications. Les troubles pulmonaires se sont produits ; la tuberculose s'est installée dans les poumons qui lui offrent une proie facile.

La cyanose s'est déclarée. Elle est venue assombrir les derniers jours du malade et donne enfin au médecin l'idée d'ausculter le cœur du patient. La cyanose, nous l'avons dit, est en effet tardive et secondaire ; et bien rares sont les cas où dès la naissance elle attire les regards du médecin.

Le diagnostic devra se faire avec :

1° Les souffles extra-cardiaques ;

2° Le souffle de l'artère pulmonaire ;

3° Le souffle de l'insuffisance mitrale ;

4° Les perforations postérieure à la naissance.

1° SOUFFLES EXTRA-CARDIAQUES

Le souffle de la maladie de Roger se distingue des souffles extra-cardiaques par six signes :

A. — La localisation est très nette (à l'articulation du 3ᵉ cartilage costal gauche avec le sternum).

B. — Le souffle est systolique et *olosystolique* (occupant toute la systole).

C. — Le souffle se propage transversalement dans le 3ᵉ espace. L'aire de diffusion est nettement circulaire.

D. — Il semble dans l'oreille.

E. — Il commence brusquement et se termine nettement ; il est dans toute sa durée semblable à lui-même.

F. — Il ne varie pas avec les modifications de la respiration et les changements de position. Il ne varie pas davantage d'un jour à l'autre.

2° SOUFFLE DE RÉTRÉCISSEMENT DE L'ARTÈRE PULMONAIRE

A. — La localisation du souffle de l'artère pulmonaire est au 2ᵉ cartilage ; le maximum du souffle ventriculaire au 3ᵉ. Mais chez l'enfant la proximité des deux foyers rend leur distinction pour ainsi dire impossible. De même d'ailleurs chez l'adulte, en raison de la fréquente concomitance des deux lésions. D'autre part, le frémissement cataire, la dilatation et l'hypertrophie du ventricule gauche peuvent exister dans les deux cas.

B. — Dans le rétrécissement de l'artère pulmonaire, le souffle systolique *couvre* le premier bruit. Dans la maladie de Roger, « les bruits sont normaux, réguliers, bien frappés ».

C. — Le souffle se propage vers la clavicule, tandis que le souffle de la maladie de Roger a une propagation transversale dans l'espace intercostal.

D. — Le pouls du rétrécissement pulmonaire est petit et tendu.

E. — L'état général dans le rétrécissement de l'artère pulmonaire est infiniment plus grave ; ce qui est un état de crise dans la maladie de Roger est l'état constant dans le rétrécissement de l'artère pulmonaire.

3° INSUFFISANCE MITRALE

Il semble difficile au premier abord de supposer que l'on puisse confondre l'insuffisance mitrale avec la maladie de Roger ; mais comme cette confusion a été faite, nous croyons devoir donner les éléments de ce diagnostic.

A. — Le siège du souffle d'insuffisance mitrale est généralement sur la pointe et ne présente aucune analogie avec celui de la maladie de Roger.

Mais dans certains cas exceptionnels, on a trouvé le siège de ce souffle au niveau de la valvule mitrale, c'est-à-dire au deuxième espace intercostal.

Quoi qu'il en soit le timbre, la propagation dans l'aisselle suffiront pour écarter l'erreur de diagnostic.

B. — L'hypertrophie du ventricule droit pourrait

aussi en imposer; c'est dans le caractère du pouls qu'on
trouvera la solution   lème.

4º Perforation de la paroi postérieure a la naissance

Quant au diagnostic de la perforation de la cloison
post-génitale (anévrysme de la paroi : endocardite ulcéreuse) nous le croyons impossible par la seule auscultation.

Mais dans ce cas, les antécédents du malade seront
d'un précieux secours ; il faudra soigneusement chercher
s'il n'y a pas eu d'endocardite ; si l'individu ne présente
pas quelque anomalie de développement ; s'il n'y a pas
dans sa famille quelque lésion congénitale du cœur.

Il est évident que s'il avait été cyanosé dans les premiers jours de sa vie, le diagnostic serait aisé ; mais nous
devons rappeler que dans la maladie de Roger, la cyanose est tardive et secondaire, au lieu que dans le rétrécissement de l'artère pulmonaire elle est précoce et pri-
mitive. (Voir Fallot, *Marseille médical*, 1888.)

La perforation interventriculaire est une anomalie et non une maladie ; elle n'évolue pas et n'a d'autre histoire que celle des autres maladies intercurrentes.

Mais prédispose-t-elle à ces maladies ? Nous croyons l'avoir démontré surabondamment pour la tuberculose.

Quant à l'endocardite nous l'avons rencontrée dans près de la moitié des cas. Mais ce n'est pas là une constatation qui nous doive surprendre, car l'endocardite accompagne fréquemment les diverses malformations du cœur : cet organe constitue alors en raison de même de sa difformité un *locum minus resistentiæ*.

Mais l'importance de l'endocardite est bien autre si elle vient à frapper l'artère pulmonaire ou l'aorte (Voir un cas, thèse de BURGER, Paris, 1841).

La maladie de Roger diminue-t-elle la résistance de l'organisme aux maladies intercurrentes ? Oui, sans doute quand ces affections provoquent une gêne circulatoire (poumons, foie, reins). Ainsi l'athérome, la syphilis, si elles viennent se joindre à la maladie de Roger en aggravent le pronostic.

Parmi les maladies aiguës ce seront les lésions pulmonaires qu'il faudra craindre. La tuberculose sera particulièrement redoutable. Quant à la coqueluche, la rougeole et la scarlatine, elles paraissent avoir toujours été bien supportées ; et cependant la scarlatine en raison de son action sur les reins peut compliquer singulièrement le pronostic.

Si aucune de ces maladies graves ne vient se surajouter à la maladie de Roger, le pronostic en paraît fort bénin.

Il est vrai que dans certains cas des émotions vives ont pu produire de la cyanose. Mais ce n'ont été là que des accidents passagers et sans gravité.

Parmi les malades dont nous avons rapporté les observations, aucun n'a dépassé 42. Mais il faut se souvenir qu'ils ne sont pas morts de maladie de Roger et que c'est là une statistique d'hôpital, se rapportent à des cas de maladies aiguës.

Il vaut mieux en croire Roger qui découvrit dans sa clientèle, quelques cas de survie prolongée. Il s'agit notamment d'une dame qui vivait encore à 63 ans, sans avoir jamais éprouvé aucun trouble.

De ces considérations il résulte qu'il n'y a point de traitement proprement dit de la maladie de Roger.

Dans les cas où la cyanose se produirait nous croyons que la digitale et la caféine trouveraient leur indication. Il faudrait même avoir recours aux ventouses scarifiées et à la saignée. Au surplus le traitement de la maladie de Roger sera celui de la maladie intercurrente.

BIBLIOGRAPHIE

1° OUVRAGES GÉNÉRAUX

Peacock. — *Malformations of the heart*, London, 1856 (2ᵉ édition).
Rokitansky. — *Die Defecte der Scheidewände des Herzens*, Wien, 1875.
Fallot.— *Contribution à l'étude de la maladie bleue*. Marseille, 1889.
Fournier (H. C.). — *Études sur les perforations interventriculaires dans l'endocardite ulcéreuse*. Paris, 1884.
Jaccoud. — *Traite de pathologie interne* (voir surtout la bibliographie indiquée pnr cet auteur).Paris, 1887.

2° THÈSE

Lavergne. — *Contribution à l'étude des malformations du cœur*. Paris, 1886.
Marie Spwastianoff. — *Contribution à l'étude des malformations du cœur*. Berne, 1886.
Guillou. — *Contribution à l'étude des malformations du cœur*. Paris, 1873.
Quénu. — *Développement du cœur et du péricarde* (Th. d'agrégation). Paris, 1884.
Jourdin.— *Lésions congénitales de l'artère pulmonaire et de la cloison interventriculaire*. Paris, 1884.

3° CONSIDÉRATIONS THÉORIQUES PUBLIÉES DANS LES JOURNAUX

Newman. — Malformations of the heart in their relation to the pathology of cyanosis. *Glascow Medical Journal*, 1884, XX, 81.
Roger. — Des signes de la perforation interventriculaire, *Comptes rendus de l'Acad. des sciences*, 1879.
Cornil. — Les anomalies du cœur (Leçon professée à la Faculté). *Journal des connaissances méd.*, 1884.
Lee. — Clinical remarks on malformation of the heart. *London Lancet*, 1885.

Scharkey. — Considérations on malformations of the heart. *Lancet,* 1880.

Lee. — Malformations of the heart. *Transact. London Path. Soc.* 1876-1880.

4° DIVERS CAS DE MALFORMATIONS CARDIAQUES

Chemineau. — Communication interventriculaire congénitale ; mort à la naissance.*Hist. de l'Acad. Royale des Sciences,* 1699.

W. Hunter. — *Communication interventriculaire. Communication interauriculaire. Rétrécissement de l'artère pulmonaire. Cyanose,* 1883.

Tiedemann. — Communication interventriculaire congénitale. *Zoologie,* 1808-1810.

Fleischmann. — Communication interventriculaire ; tronc artériel unique, conduit artériel conservé. *Meckel Archivs für Phys.,* 1815.

Hein. — *De istis cordis de formationibus quæ sanguinem venosum cum arterioso misceri permittunt.* Goettingue, 1816.

Breschet. — Plusieurs anomalies, occlusion complète de l'artère pulmonaire, communication interventriculaire. *Sur l'ectopie,* 1827.

Hale. — Absence de septum interventriculaire. *Path. Trans. London,* vol. IV, 1852-53.

Thore. — Absence de septum chez un homme de 24 ans. *Archives générales de méd.,* 1843. t. I, 4e série, p. 199.

Bouillaud. — Communication interventriculaire ; rétrécissement de l'artère pulmonaire et de l'aorte, anomalie de ce vaisseau. *Bulletin de l'Académie de médecine,* 1862-1863.

Vulpian. — Communication interventriculaire avec adhérences du péricarde. *Bull. Soc. anat.,* 1868.

Hybold. — Communication interventriculaire ; rétrécissement de l'artère pulmonaire. *Bull. Soc. anat.,* 1861.

Wickman. — To Tifoide of medfedt Hertfegl-Stenose of conus arteriosus og Art. pulm. med. Defert. Sept. Ventriculorum. *Hosp. Tid.,* 1881.

Nestor Tirard. — Absence de septum, anomalies des valves des grosses artères, hypertrophie totale. *Bull. Soc. anat.,* Paris, 1881.

Horn. — Communication interventriculaire ; rétrécissement congénital de l'artère pulmonaire, abcès cérébraux. *St-Thomas Hospital Report,* vol, XI, p. 57.

Luneau. — Examen anatomique : communication interventriculaire. *Journal médical de l'Ouest,* 1880.

Cadet de Gassicourt. — Affections congénitales du cœur. *Revue mensuelle des maladies de l'enfance*, 1883, 1890.

Foot. — Congenital defect in the interventricular septum. *Medical Press*, London, 1887.

Dumontpallier. — Inocclusion de la cloison interventriculaire et rétrécissement de l'artère pulmonaire. *Bull. de la Soc. méd. des hôpitaux de Paris*, 1885.

Moore. — Congenital disease of the heart. *Transact. Path. London*, 1884-1885.

Barbillon. — 3 cas de malformations cardiaques. *Progrès médical*, Paris, 1886.

Middleton. — A case of congenital malformation of the heart. *London Lancet*, 1882.

Dupré. — Communication interventriculaire pure. *Bull. Soc. anat.*, 1891.

Northrup. — Incomplete interventricular septum. *Proc. N.-Y. Path. Soc.*, 1888-1889.

Chapotot. — Malformation congénitale du cœur sans cyanose. *Lyon médical*, 1889.

Lambert Muhr. — Ueber einem Fall von defect des ganzen vordern septum ventr. *Wur.zb*, 1888.

Beitrag. — Zur der defectum des septum ventriculorum cordis. *Strickers med. Schreib.*, 1880.

Boyer. — Communication interventriculaire pure. *Acad. de méd.*, 1879.

Decaisne. — Communication interventriculaire pure. *Soc. anat.*, 1855.

Coupland. — Communication interventriculaire pure. *Trans. Path. London*, 1879.

Newman. — Communication interventriculaire pure. *Trans. Path. London*, 1879.

TABLE DES MATIÈRES

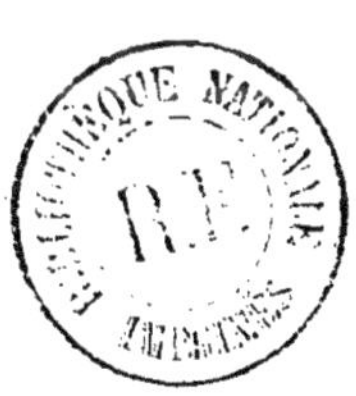

IMPRIMERIE LEMALE ET Cie, HAVRE

www.ingramcontent.com/pod-product-compliance
Ingram Content Group UK Ltd.
Pitfield, Milton Keynes, MK11 3LW, UK
UKHW020942120726
13693UKWH00004B/1478

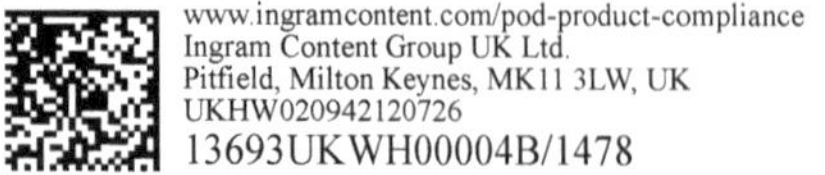